UNITÉ

DE L'ART DE GUÉRIR.

UNITÉ
DE L'ART DE GUÉRIR,
DÉMONTRÉE,

1.° *Par la similitude des parties qui constituent les organes du corps humain*;

2.° *Par la similitude des maladies qui attaquent ces organes*;

3.° *Par l'identité des moyens de guérison, soit que la nature opère cette guérison, soit que l'art vienne à son secours.*

PAR LE CHEVALIER PELLETAN,

Membre de l'Institut royal des Sciences et Arts; Professeur de la Faculté de Médecine; premier Chirurgien honoraire et consultant de l'Hôtel-Dieu; ancien Membre et Professeur des ci-devant Collége et Académie royale de Chirurgie, etc., etc.

Illud, antè omnia, scire convenit, quòd omnes medicinæ partes ita connexæ sunt, ut ex toto separari non possint.
CELSUS, l. v, *Præf.*

A PARIS,
DE L'IMPRIMERIE DE DIDOT JEUNE,
Imprimeur de la Faculté de Médecine, rue des Maçons-Sorbonne, n.° 13.
1815.

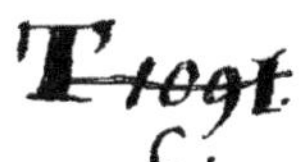

PRÉLIMINAIRE.

Ce Mémoire n'est pas écrit pour les personnes qui cultivent l'art de guérir. Je les distingue en deux classes, dans la question importante de l'unité de cet art. Les uns, instruits dans la science médicale, et de bonne foi, n'ont pas besoin que je fixe leur attention sur une vérité fondamentale et éternelle; les autres, plus ou moins instruits dans l'art, ferment les yeux à midi, et soutiennent qu'il ne fait pas jour. Il n'y a donc pas d'argument qui puisse les convaincre, et ce n'est pas pour eux que j'écris.

Il est un troisième ordre de personnes appelées à intervenir dans la discussion. Les raisons qu'on leur présente de part et d'autre peuvent avoir quelques degrés de probabilité : ne voulant pas faire entrer en compte les motifs d'intérêt personnel qui peuvent donner naissance aux opinions contradictoires, ces hommes impartiaux cherchent la vérité, et regrettent peut-être de n'être pas suffisamment initiés dans les connaissances médicales. C'est pour les satisfaire que j'ai tracé avec rapidité les principes fondamentaux qui rendent la médecine indivisible dans ses études comme dans son application. Ces principes sont d'une telle évidence, qu'ils seraient à la portée des personnes les plus étrangères à notre art.

Mais vous, Monsieur, qu'il m'est défendu de nommer, vous n'avez pas besoin d'une plus grande instruction que celle que vous possédez; vous m'avez convaincu, en un quart d'heure de conversation, que je pouvais encore apprendre à votre école, et que l'esprit de la science médicale ne vous est point étranger. Accoutumé à approfondir les hommes et les choses, vos succès sont les mêmes, soit que vous présidiez un des premiers parlemens de l'antique France, soit que vous dirigiez l'assemblée la plus noble qui ait jamais existé, soit qu'il vous soit réservé de balancer et de fixer les grands intérêts de l'humanité souffrante.

Excusez-moi, Monsieur, si chacun vous reconnaît; mais sous quelque qualification que vous vous présentiez, daignez agréer l'hommage de mon profond respect et de mon admiration.

UNITÉ
DE L'ART DE GUÉRIR.

CETTE unité résulte, 1.° de la similitude des parties qui constituent les organes du corps humain;

2.° De la similitude des maladies qui attaquent ces organes;

3.° De l'identité des moyens de guérison, soit que la nature opère cette guérison, soit que l'art vienne à son secours.

ARTICLE PREMIER.

De la Similitude des parties qui constituent les organes du corps humain.

Il n'est pas question ici de l'arrangement intime des particules qui composent nos différens organes, et qui les rend propres à remplir telle ou telle fonction spéciale. Nous ne connoissons rien à cet arrangement intime. Il a son siége dans les molécules qui résultent de la division indéfinie dont la matière est susceptible, et qu'elle n'éprouve nulle part autant que dans les organes des animaux.

Tout ce que nous savons, c'est que de cette disposition intérieure naît un système vasculaire différent dans chaque organe ; que le mouvement des humeurs dans ces vaisseaux doit varier suivant l'arrangement intime des vaisseaux ; et qu'enfin ces mouvemens différens et déterminés par l'influence du système nerveux produisent les différentes humeurs qui circulent dans nos vaisseaux, et les différentes facultés dont jouissent nos organes.

Nous sommes donc réduits à ne considérer les organes du corps humain qu'en ce qu'ils ont d'évident, et à la portée de la faiblesse de nos sens et de notre intelligence. Or, cette étude nous montre que tous ces organes sont formés de vaisseaux sanguins, artériels et veineux ; de vaisseaux lymphatiques, et de nerfs. Ces parties intégrantes sont unies entre elles par du tissu cellulaire, lequel est lui-même composé comme les parties qu'il réunit, et constitue les parois de leurs vaisseaux; car il n'en est pas qui n'aient commencé par être du tissu cellulaire, qu'on ne puisse réduire en tissu cellulaire, ou dans lesquels certaines maladies ne puissent développer ce tissu et le mettre en évidence.

Il résulte de ces vérités premières, que, si l'on demande, par exemple, quelle est la structure du foie : la réponse est que le foie est composé de vaisseaux sanguins, artériels et veineux, de vaisseaux lymphatiques et de nerfs ; que de l'arrangement particulier de ces vaisseaux résulte la faculté qu'a le foie de sécréter la bile, laquelle a ses couloirs et vaisseaux particuliers ; et qu'enfin toutes ces parties intégrantes sont unies par un tissu cellulaire commun, dont le rapprochement forme le tissu des vaisseaux, qui, dans leurs parois, ont des vaisseaux semblables.

Si l'on fait la même question sur la structure du poumon, la réponse est que le poulmon est composé de vaisseaux sanguins, artériels et veineux, de vaisseaux lymphatiques, de nerfs et du tissu cellulaire qui unit toutes ces parties, en se rapprochant, pour en constituer les parois. Mais le poumon est lui-même un organe sécréteur; au lieu de tirer du sang, la matière qu'il sécrète, il l'extrait de l'air atmosphérique. A cet effet, il a des vaisseaux particuliers dans lesquels l'air est attiré par la respiration, et dont l'organisation intime est telle, qu'ils sont propres à absorber l'oxygène de l'atmosphère, lequel, mêlé au sang et séparé à son tour par le cerveau, anime le système nerveux et tous les organes du corps.

La même réponse s'applique à tous les organes. Les muscles sont composés de vaisseaux sanguins, artériels et veineux, de vaisseaux lymphatiques et de nerfs, le tout uni par du tissu cellulaire; et ces parties intégrantes sont tellement disposées, qu'il en résulte dans les muscles la faculté de se contracter suivant notre volonté, ou indépendament de notre volonté.

Je sais bien que cette explication générale n'explique aucune des fonctions de l'économie animale; mais c'est parce qu'aucune n'est explicable. Elles dépendent toutes d'une organisation intime que nous ne découvrirons jamais, et qui est animée par le système nerveux qui distribue partout le sentiment et le mouvement, sans que nous puissions rien dire sur sa nature, ni sur les modifications qu'il subit dans les différens organes, ni comment il agit en eux pour leur faire produire leurs différentes fonctions, lesquelles résultent évidemment de l'arrangement des particules intégrantes de l'organe et du principe qui les vivifie.

Parmi ces nerfs, principes du sentiment, du mouvement et de la vie, les uns viennent de la masse cérébrale renfermée dans le crâne, et ont la noble fonction de servir aux organes des sens, de recevoir les élémens des idées et de les transmettre à l'âme ; de transporter aux organes la réaction de l'être qui a reçu les impressions du dehors ; de conserver, de renouveler, de combiner ces différentes impressions, et d'en faire naître des idées complexes ou nouvelles, mais qui résultent toujours des premières impressions reçues par les organes des sens et transmises au cerveau.

Des nerfs d'une seconde classe, pour ainsi dire inférieurs aux premiers en dignité, mais beaucoup plus nombreux et volumineux qu'eux, naissent de la moelle épininière, qui est une continuation du cerveau. Ceux-ci sont particulièrement destinés aux organes musculaires ; tous en reçoivent la vie et le mouvement, soit que leur action soit soumise ou non à la volonté. Mais comme ces muscles doivent être en relation continuelle et réciproque avec les fonctions du cerveau et des nerfs qui en partent, la nature a uni les branches nerveuses du second ordre avec celles des nerfs du cerveau par des communications sans nombre.

Des nerfs du troisième ordre, inférieurs aux précédens

par la nature de leurs fonctions, ne naissent immédia- ni du cerveau, ni de la moelle épinière ; ils ne puisent pour ainsi dire dans ces sources de la vie que par l'intermède des nerfs du premier et du second ordre ; ils sont destinés à des fonctions qui sont elles-mêmes du dernier ordre, et qu'exécutent particulièrement les viscères abdominaux ; mais tout est lié dans notre organisation, et la nature a mis en correspondance ces nerfs du troisième ordre avec ceux d'un ordre supérieur, par cette même disposition qui a lié entre eux les nerfs du cerveau et ceux de la moelle épinière.

Personne n'expliquera jamais le mécanisme et les causes de cette action du système nerveux. Comment se fait-il qu'ils répondent chacun à des fonctions spéciales sans jamais se confondre ? Comment les nerfs de l'iris, frappés de la lumière, produisent-ils le resserrement de la pupille, pendant que la même lumière, agissant sur le nerf optique, nous peint les qualités visibles des corps ? Comment les nerfs de l'estomac concourent-ils à la digestion, tandis que ceux des intestins produisent l'absorption du chyle et l'éjection des matières stercorales ? Par quelle étonnante propriété du système nerveux l'imagination seule, ou excitée par la présence des objets de volupté, produit-elle ce spasme duquel résulte l'érection, l'éjaculation de l'humeur séminale ? et quand les organes des deux sexes se rencontrent dans une disposition mutuelle, comment en résulte-t-il un être nouveau, en tout organisé comme ceux qui lui ont donné naissance et chez lequel les vaisseaux de tous les genres, les organes de toute nature, animés par un système nerveux semblable, vont commencer leurs fonctions par leur propre développement, pour les continuer, sans interruption comme sans confusion, jusqu'à la vieillesse la plus reculée, ou tant qu'aucune violence n'en viendra pas rompre le cours et amener la désorganisation totale?

Une sympathie universelle résulte de toutes les connexions du système nerveux; mais chaque organe reste dans la sphère que la nature lui a tracée. Le cerveau, la moelle épinière, les nerfs tous ensemble, et quelles que soient leurs fonctions si variées, si multipliées, remplissent leurs tâches sans confusion comme sans relâche. Deux sensations seules semblent les réunir et absorber toutes leurs propriétés; ce sont la douleur et le plaisir.

L'existence des vaisseaux sanguins, comme partie principale des organes, est démontrée par l'art des injections. On réduit pour ainsi dire en une masse d'injection le foie, les reins, les poumons, le cerveau lui-même, en portant une injection dans leur système artériel; on serait tenté de croire qu'il en forme seul le tissu, si l'on ne concevait que les autres parties intégrantes et le tissu cellulaire sont comprimées, et disparaissent par le développement des vaisseaux injectés.

L'art ne réussit pas également dans l'injection des vaisseaux lymphatiques, à cause de leur tenuité et de la faiblesse de leur tissu; mais la nature nous montre leur abondance dans le développement des organes par engorgement lymphatique; ils sont réduits en une masse qui semble uniforme, et dans laquelle les parois mêmes des vaisseaux disparaissent ; et nous avons besoin de notre intelligence et de l'observation pour être convaincus que l'engorgement qui se fait graduellement a conservé les vaisseaux ; que la masse est toujours organisée, et qu'au milieu de ces vaisseaux lymphatiques il existe encore des vaisseaux sanguins qui peuvent devenir le siége d'une inflammation, des nerfs dont l'existence se manifeste par la douleur, et du tissu cellulaire, moyen d'union nécessaire de toutes ces parties.

Les différens organes sécréteurs ont des vaisseaux qui leur sont propres, relatifs à l'humeur qu'ils séparent, et que l'art ne parvient pas à injecter, à cause qu'ils se perdent dans la structure intime des différens organes ; mais on conçoit qu'ils répondent à chacun des points de l'organe qui opèrent partiellement ce qui résulte de l'ensemble et de la réunion des vaisseaux sécréteurs.

Toutes les parties du corps jouissent d'une certaine solidité, qui varie dans chacune d'elles, suivant leurs fonctions et en proportion de l'âge des sujets. Ce principe de la solidité est le même partout : on l'extrait des os en les plongeant dans un acide faible. L'acide s'empare peu à peu du principe solidifiant, qu'il dissout, et l'os ramolli ne perd ni son volume ni sa forme. Si l'on continue l'expérience, l'os arrive à la consistance d'un corps gélatineux, en conservant toujours sa configuration. On en doit conclure que c'est l'arrangement des vaisseaux qui constitue la forme de l'os, et que sa solidité dépend de la substance que l'acide a extraite et qu'il tient en dissolution. Si l'on précipite cette substance par un alkali, et qu'on la lave avec de l'eau distillée, on a une espèce de terre homogène en apparence. La quantité en est médiocre en proportion du volume de l'os qui l'a fournie ; et son extrême ténuité prouve qu'elle entrait dans la composition de l'os sous une division inappréciable, et sa distribution par molécules peut seule expliquer comment une quantité aussi petite pouvait répondre à un os aussi volumineux et d'une aussi grande consistance.

La même expérience réussit sur toutes les parties des animaux, avec des précautions relatives à chacune, et l'on trouve le même principe, semblable en toute apparence à celui que les os ont fourni.

Je n'examine point ici quelle est la nature de ce principe solidifiant : les expériences chimiques, dont toutes les substances animales ont été l'objet, ne cadreraient pas avec la simplicité et l'évidence des idées que je dois développer, et leur résultat est absolument inutile à ce développement.

Il existe dans l'économie animale certains organes qui peuvent entrer dans la classe des parties similaires, en ce qu'ils appartiennent à un grand nombre d'organes différens entre eux, et dans lesquels ils ont une structure apparente commune, fournissent une humeur parfaitement semblable, et qui répond aux mêmes usages : ce sont les membranes.

On les distingue en *membranes muqueuses*, *membranes séreuses*, et *membranes synoviales*.

Les membranes muqueuses tapissent tous les viscères

creux destinés à contenir et à conserver plus ou moins long-temps une matière qui endommagerait les viscères qui les renferme, s'ils n'étaient enduits d'une couche de mucosité. Ainsi l'estomac, et le tube intestinal en son entier, la vessie urinaire, la vésicule biliaire, les narines et les autres canaux de la respiration, sont tapissés d'une membrane muqueuse, semblable dans tous ces organes, et fournissant la même matière propre à les enduire et à les protéger.

Les membranes séreuses se trouvent partout où la nature a voulu empêcher l'adhérence mutuelle de viscères qu'elle a mis dans un contact perpétuel; elle empêche cette adhérence par la présence d'une humeur aqueuse qui ne forme qu'une simple couche placée entre ces viscères, et qui est sans cesse répandue et repompée. Ces membranes sont : le péritoine, pour les viscères du ventre; la plèvre, pour ceux de la poitrine; le péricarde, pour le cœur; la dure-mère et la pie-mère, pour le cerveau et ses dépendances; l'humeur aqueuse, pour la chambre antérieure de l'œil, etc. Or, ces membranes sont les mêmes partout où elles se trouvent, et doivent être regardées comme parties similaires.

Enfin les membranes synoviales appartiennent à toutes les articulations, soit qu'elles aient lieu entre les os, soit qu'elles servent aux mouvemens des tendons dans leurs gaînes, autour des poulies que les os leur fournissent, ou même des muscles les uns sur les autres. Dans tous ces cas, une membrane entoure les surfaces articulaires, et leur fournit une matière partout d'une nature semblable, mais essentiellement différente de l'humeur fournie par les autres membranes.

Les membranes que nous venons d'indiquer sont formées des parties similaires communes ; mais leurs couches internes sont organisées pour fournir chacune l'humeur qui leur est propre, sans que nous sachions en quoi consiste cette organisation.

Je résume donc ainsi ce que je viens d'exposer sur les parties intégrantes des organes du corps humain.

1.° Toutes ces parties intégrantes sont : des vaisseaux sanguins artériels et veineux, des vaisseaux lymphatiques, des nerfs et du tissu cellulaire, qui est lui-même composé des parties intégrantes communes, qui sert à les unir entre elles, et, par son rapprochement, forme le tissu de ces mêmes parties intégrantes. Le tout reçoit la densité qui lui convient, d'une substance solide, d'une nature que je ne détermine pas, et qu'on peut extraire par le moyen d'un acide faible, sans faire perdre aux organes leur forme ni leur volume; mais seulement aux dépens de leur densité.

2.° De l'assemblage de ces parties similaires résultent les organes destinés à des fonctions très-variées : ils ne peuvent donc différer entre eux et répondre à leurs diverses destinations qu'en vertu de l'arrangement intime et profondément caché de ces mêmes parties constituantes qui leur sont communes.

3.° Les nerfs sont destinés à donner le mouvement à toutes ces machines; et quoiqu'ils puisent tous leur principe moteur, médiatement ou immédiatement, de la masse cérébrale, ils répondent cependant à des modes si variés de mouvement et de sentiment, que nous sommes autorisés à penser que ce principe moteur ou le tissu même des nerfs éprouvent des modifications relatives aux effets qu'ils doivent produire sur les divers organes.

4.° Parmi les diverses fonctions de nos organes, il en est un grand nombre qui donnent des humeurs particulières. Ces humeurs émanent toutes du sang, qui en contient les principes plus ou moins éloignés, et qui ne les fournit qu'autant que ces organes ont agi sur la portion de sang qui leur est confiée pour cette destination particulière.

Ces humeurs fabriquées ont des vaisseaux propres dans les organes qui leur donnent naissance; peut-être sont-elles élaborées par ces vaisseaux, tandis que d'autres contiennent l'humeur et la transmettent au-dehors; mais ces vaisseaux propres ont encore leur tissu composé des parties similaires communes.

Parmi ces divers organes sécréteurs, nous citerons le foie, qui contient des canaux biliaires sécréteurs et excréteurs; les reins, qui sécrètent l'urine; le pancréas, les glandes salivaires, les glandes muqueuses, les glandes lymphatiques, les glandes synoviales; le tissu cellulaire, qui, généralement répandu, sécrète l'huile qui pénètre tous nos tissus et entretient leur souplesse; la peau, qui laisse échapper par ses pores, et en vertu de son organisation, la matière de la transpiration insensible, et pompe également les matières subtiles dans lesquelles on le plonge ; enfin qui est encore organisée pour fournir l'huile qui l'enduit sans cesse, soit pour la préserver de la macération, soit pour entretenir la chaleur qui facilite la volatilisation de l'humeur perspiratoire.

Toutes ces humeurs émanent du sang ; un seul organe sécréteur, comme nous l'avons déjà dit, est excepté de cette loi générale : c'est le poumon qui, pourvu des canaux aériens dans lesquels l'air pénètre par la respiration, en sépare le principe oxygène, qui est celui de la vie des animaux, comme il l'est de toutes les productions de la nature vivante.

Enfin nous mettons au nombre des parties similaires les membranes muqueuses, les séreuses et les synoviales, parce qu'elles appartiennent à beaucoup d'organes, et qu'elles y remplissent les mêmes fonctions, chacune suivant l'organisation qui leur est propre.

Si l'on ajoute à tout ce que nous avons dit sur l'organisation les principes de la physique générale ou particulière auxquels tous nos organes sont soumis, sans que ces principes nous fassent rien comprendre du mouvement vital ni du mécanisme des sensations, non plus que des autres fonctions, nous aurons le complément de notre savoir sur les mouvemens qui entretiennent la vie des animaux et établissent leur reproduction.

Nous allons voir, dans l'article suivant, que nos connaissances sur les maladies sont en un rapport exact avec nos connaissances anatomiques et physiologiques. Rien de plus simple que leur classification, en ayant égard aux parties similaires qui en sont le siége ; mais elles sont impossibles à découvrir et à caractériser, si on les considère dans la profondeur des organes qui en sont attaqués.

ARTICLE II.

De la Similitude des maladies qui attaquent nos organes.

Je diviserai les maladies en *maladies similaires* et *maladies organiques;* et je prouverai 1.° que toutes les maladies se ressemblent, en tant qu'elles affectent les parties intégrantes similaires de nos organes ; 2.° que les maladies organiques ne diffèrent que par des caractères relatifs aux fonctions organiques ; mais qu'elles rentrent bientôt dans le système des maladies similaires, comme nos organes tiennent au système similaire qui les constitue et leur est commun.

On sera convaincu que toutes les maladies connues sont en analogie avec ce que nous connaissons de notre organisation, et que celles qui nous sont inconnues sont enveloppées du même voile qui nous cache la structure intime de nos organes.

Maladies du Système vasculaire sanguin.

De l'Inflammation.

Tous les organes, sans aucune exception, sont sujets à l'inflammation. Cette maladie ne diffère pas d'elle-même, quel qu'en soit le siége : tuméfaction, rougeur, chaleur, mouvement pulsatif dans la partie affectée, fièvre ardente, respiration difficile, douleur de tête, sensibilité nerveuse exaltée ; ce sont-là les symptômes généraux. Des symptômes particuliers viennent s'y joindre, suivant le siége du mal. Ainsi l'oppression, le crachement de sang, manifestent l'inflammation du poumon ; le point-de-côté, celle de la plèvre ou des muscles intercostaux ; la douleur du foie et l'ictère annoncent l'inflammation du foie ; l'ardeur d'urine, la douleur à une des régions lombaires, le pissement de sang, font connaître que l'inflammation a son siége aux reins ou à la vessie ; l'excessive douleur de tête, le délire, les convulsions, etc., dénoncent l'inflammation du cerveau ou de ses membranes. Quand les parties malades sont soumises à la vue, leur inflammation est manifeste ; mais tous ces caractères particuliers ne changent rien à la nature du mal ; les symptômes généraux sont toujours les mêmes ; c'est pourquoi, en traitant des maladies inflammatoires, il suffit de donner des notions générales sur l'inflammation, et ces notions s'appliquent naturellement à toutes les phlegmasies.

En considérant l'inflammation comme dépendante de causes vagues, souvent indéterminées, et par cette raison, susceptible d'attaquer tel ou tel organe indistinctement, et sans qu'on puisse dire la raison de prédilection d'un organe sur un autre, on est privé de connaître la cause et de la combattre; mais il est un grand nombre de cas dans lesquels cette cause est connue, et peut-être attaquée immédiatement.

Un homme a éprouvé une douleur inflammatoire dans la région des reins; cette douleur s'est propagée vers la vessie; elle s'est beaucoup accrue : bientôt elle est accompagnée de pissement de sang, d'érection douloureuse, de rétention d'urine : jusque-là, des causes vagues et inconnues ont pu déterminer l'inflammation; mais on sonde le malade, et l'on reconnaît que la vessie contient une pierre. Rien n'est changé à la nature de la maladie; mais la cause en est connue : on se contentera d'un traitement général, jusqu'à ce que le malade se détermine à une opération qui enlevera la cause. L'opération dure un moment ; mais elle devient la cause nouvelle d'une inflammation semblable à la précédente, semblable à toute espèce d'inflammation, et n'en différant que par son siége.

Un autre se plaint de douleurs d'entrailles ; il a des vomissemens, une fièvre ardente, tous les symptômes nerveux qui en dépendent; le ventre tuméfié ne peut être touché sans une grande irritation. En cherchant la cause de ces symptômes inflammatoires, on apprend que le malade a avalé un poison : si la substance est de nature à pouvoir être évacuée par le vomissement, tels que seraient des champignons, ou autre matière solide vénéneuse, on se hâte d'enlever cette cause : un vomitif ayant produit l'effet désiré, on continue par le traitement de la maladie inflammatoire.

Chez un autre malade, on connaîtra qu'une hernie étranglée produit tous les accidens que nous venons de décrire. La cause étant connue, on s'occupe de faire rentrer la hernie ; et, s'il le faut, on pratique une opération propre à agrandir l'ouverture qui a donné issue aux parties, et, l'on en obtient la réduction. Il reste à combattre l'inflammation que l'étranglement avait produite, celle qui a pu naître des efforts faits pour réduire la hernie, celle qui doit résulter de la plaie, de l'opération, ou celle qu'entretiendrait la rétention des matières stercorales que l'étranglement de la hernie avait occasionnée : ces causes d'inflammation, accumulées, ne changent rien à sa nature, et on les combat par des moyens analogues.

Un enfant est affecté d'une toux opiniâtre avec suffocation, rougeur des yeux et larmoiement; il lui sort de la trachée-artère des flegmes en abondance. Les paroxysmes de cette toux peuvent offrir des intervalles : on se persuade d'abord qu'il ne s'agit que de la coqueluche si familière aux enfans; cependant l'inflammation et la suffocation sont menaçantes; on combat ces symptômes d'une maladie inconnue; on arrive à soupçonner que l'enfant a reçu un corps étranger dans les voies de la respiration : un homme instruit reconnaît les symptômes de cet accident; on remédie en un moment à leur cause, mais l'inflammation subsiste; on la combat par les moyens généraux, et un succès heureux suit ce traitement, si l'opération n'a pas été faite trop tard. La présence du corps étranger n'était que la cause de la maladie; l'inflammation et tous ses accessoires peuvent causer la mort.

Les vices qui affectent nos humeurs produisent des effets semblables : le vice variolique produit une inflammation universelle. Le siphilitique a pour symptôme très-fréquent l'inflammation du canal de l'urètre, connue sous le nom de *gonorrhée virulente*; le développement des bubons inflammatoires, ou l'engorgement analogue du périoste et des os. Le vice scrophuleux, agissant particulièrement sur les vaisseaux lymphatiques, semble étranger à l'inflammation des vaisseaux sanguins; mais on le guérit en augmentant l'action générale des vaisseaux, et nous sommes trop heureux quand l'inflammation s'empare d'une tumeur de ce genre, et en promet la cure radicale.

Dans tous ces cas, la cause des maladies est le vice des humeurs; on le combat souvent par des moyens empiriques, faute de connaître sa nature; mais on s'attache à calmer les symptômes inflammatoires quand ils sont graves, ou à les provoquer quand ils sont nécessaires à la guérison.

Il y a des causes de maladies inconnues dans leur nature, mais dont l'effet immédiat est de débiliter nos organes; telles sont, par exemple, les fièvres. On cherche à combattre ces causes ou à éloigner ce qui pouvait les aggraver, les entretenir, tels que l'état de l'athmosphère, ou l'amas et le mauvais caractère des matières contenues dans l'estomac et les instestins; cette première indication remplie, on sollicite l'action des vaisseaux; et la fièvre, dont le caractère était inflammatoire, guérit par des moyens qui devaient ajouter à cette inflammation : nous ne savons pas comment se fait cette guérison, mais elle se fait.

Les fractures, les luxations, les plaies des parties molles ne sont que des causes accidentelles des maladies qui vont en résulter, et dont la principale est l'inflammation des parties et toutes les suites quidépendent de cette affection similaire des parties similaires. On remédie à ces causes premières en un seul moment; la luxation est réduite, les pièces de la fracture sont affrontées, les lambeaux de la plaie sont rapprochés, mais tous ces accidens sont cause d'inflammation; les efforts qu'on a mis en usage en sont une nouvelle cause; le tempérament du malade, l'état de l'atmosphère, mille autres circonstances peuvent encore y ajouter; un vice des humeurs vient compliquer le tout, et ce qu'on croiait être la maladie principale se réduit à une cause accidentelle qu'un moment a suffi pour faire disparaître, parce qu'elle était connue, et qui laisse après elle l'inflammation et toutes ses suites.

Citerons-nous l'hydrophobie, la folie, l'épilepsie et autres maladies analogues, dont le caractère primitif est d'agir sur le cerveau et les nerfs en les irritant, ou les débilitant, mais qui donnent le plus souvent pour symptômes un état inflammatoire universel, ou qui occupe particulièrement les organes principaux de la vie. Dans l'impossibilité où nous sommes de combattre ces maladies premières dont la nature nous est inconnue, nous attaquons les symptômes d'irritation et d'inflammation.

Il en est de même des cas où la chirurgie fait la soustraction d'un organe, siége d'une maladie qu'elle ne sait pas guérir, et laisse après son opération une maladie inflammatoire souvent très-grave, mais soumise à un traitement méthodique, et d'autant plus facile à guérir, qu'elle a été prévue, et que la cause en est connue.

J'ai cité, et je pourrais encore citer un grand nombre de maladies dont l'état inflammatoire est un symptôme grave et souvent urgent; mais je terminerai en nommant la fièvre inflammatoire *essentielle*, et que notre célèbre auteur de la Nosographie philosophique a appelée *fièvre angioténique*, expression qui désigne la tension du système vasculaire sanguin. Notre auteur convient que les fièvres intermittentes mêmes, et surtout les printanières, participent du caractère des fièvres angioténiques; l'expérience démontre que les fièvres inflammatoires symptomatiques, le plus souvent, sont aussi du même genre.

La conclusion de cet article est que la maladie inflammatoire ou angioténique est une maladie similaire, ou ayant son siége dans les vaisseaux sanguins qui entrent comme partie constituante dans tous les organes, que tous en sont également susceptibles, et qu'elle ne change pas de nature, malgré la multiplicité de ses causes et les variétés locales de ses symptômes.

Des diverses terminaisons de l'Inflammation.

Une maladie semblable à elle-même, partout où elle se trouve, doit avoir des terminaisons semblables; et c'est en effet ce qui a lieu pour la maladie inflammatoire; elle peut avoir cinq terminaisons différentes, qui sont, la résolution, la suppuration, la gangrène ou la mort générale ou locale, l'induration et la métastase.

La nécessité de ne pas donner trop d'étendue au travail dont je m'occupe m'empêche de faire connaître ces diverses terminaisons dans les différens organes. Personne n'ignore que toute inflammation peut se résoudre, quel que soit son siége. On connaît également la suppuration des érysipèles, des phlegmons sous-cutanés, celle des poumons, du cerveau, du foie, des reins, des membranes et des os; partout le mécanisme est le même, et des circonstances relatives au siége du mal, à sa cause première, au tempérament du malade et à beaucoup d'autres causes, rendent cette terminaison utile, dangereuse ou mortelle, sans en changer la nature ni le mécanisme.

La terminaison par gangrène totale, ou la mort du sujet, est le résultat de toute violente inflammation occupant le système général des vaisseaux sanguins, ou, en particulier, le cerveau, le poumon, tout autre viscère important, ou même une grande partie du corps, lorsqu'elle ne contiendrait pas des organes nécessaires à la vie.

Mais la terminaison par gangrène partielle ou locale

n'est pas toujours mortelle ; souvent même elle est utile lorsqu'elle annonce que la cause morbifique s'est déposée toute entière sur le lieu frappé d'inflammation, et que cette partie n'est pas essentielle à la vie, comme il arrive dans la peste, la fièvre maligne nerveuse, etc., etc. Du reste, cette terminaison, comme toutes les autres, peut arriver dans toutes les parties, avec tous ses avantages ou tous ses inconvéniens.

La terminaison par délitescence et métastase consiste dans le déplacement de l'humeur engorgée, et son dépôt sur une autre partie du corps. Les exemples de ce déplacement sont très-fréquens, et la métastase souvent très-dangereuse, d'autres fois salutaire. Je n'entrerai pas dans les détails à ce sujet ; il me suffit que l'on conçoive que toute inflammation peut subir un pareil événement ; que le mécanisme en est le même partout, et qu'il n'offre de variété que dans les inconvéniens ou les avantages qui peuvent résulter de ce genre de terminaison.

Enfin l'inflammation peut se terminer par induration. Dans ce cas, la maladie change de nature et de siége ; les vaisseaux sanguins sont débarrassés ; les lymphatiques restent seuls le siége de l'engorgement, et c'est un des cas de la maladie des vaisseaux lymphatiques, que nous avons annoncés comme une des parties similaires communes à tous les organes du corps sans distinction.

Maladies du Système lymphatique.

1.° *De la Lymphe coagulable.*

La lymphe coagulable ne circule pas seule dans les vaisseaux qui la contiennent ; la sérosité lui sert de véhicule, et peut en être séparée, soit pour prendre une route particulière, soit par la coagulation qu'éprouve la lymphe qui est susceptible de cette dégénération. Il sera question ici d'abord de l'engorgement de la lymphe coagulable.

Souvent l'inflammation seule, quels qu'en aient été la cause et le siége, détermine l'induration de la partie ; les organes glanduleux, et ceux, en général, dans lesquels le système lymphatique est le plus abondant, y sont le plus exposés ; mais il n'est pas rare de voir le poumon, les diverses parties de l'œil, les tégumens communs, les membranes elles-mêmes, devenir squirrheux à la suite de leur inflammation.

C'est communément par l'effet des différens vices de nos humeurs, que les engorgemens lymphatiques prennent naissance, et alors il n'est aucun organe qui ne puisse en être affecté.

C'est ainsi que le vice scrophuleux chez les enfans, et le vice cancéreux chez les vieillards, déterminent l'engorgement lymphatique des os, de leurs articulations et de leurs ligamens, celui des muscles et de leurs tendons, des viscères du ventre, des organes de la génération dans les deux sexes, du poumon et de ses glandes, de toutes les glandes lymphatiques du corps et du tissu cellulaire, enfin du cerveau lui-même et des cordons nerveux qui se distribuent dans toute l'habitude du corps.

Cette maladie est tellement identique dans tous ces organes, qu'elle leur donne à tous une apparence semblable, et qu'il serait impossible de dire à quelle partie du corps aurait appartenu un morceau de tumeur lymphatique détaché de quelque organe que ce soit.

De même qu'il existe une maladie inflammatoire générale, il y a aussi une disposition générale aux engorgemens lymphatiques, qui se manifeste souvent à la seule inspection du sujet qui en est affecté. Enfin, quels que soient la cause ou le siége particulier de ces engorgemens lymphatiques, il est évident qu'on les combat par les mêmes remèdes. Souvent ces remèdes sont des maladies nouvelles, ou causes d'autres maladies, telles, par exemple, que l'inflammation, la suppuration, la gangrène ou la mort, le développement d'un autre engorgement lymphatique, tous accidens déterminés par le moyen chirurgical employé pour enlever l'organe primitivement affecté d'un vice dont on a ignoré la nature, ou dont on a désespéré de procurer la guérison.

Dirai-je enfin que les engorgemens lymphatiques sont eux-mêmes causes d'inflammation qui se déclare dans leurs environs ou dans leur tissu, et y produit des dégénérations dont tout organe malade peut également être le siége ? Ce sont des événemens que l'expérience journalière présente aux praticiens.

2.° *De la Sérosité.*

La sérosité qui sert de véhicule à l'humeur lymphatique coagulable, se trouve rarement sans le mélange d'une portion de cette lymphe ; cependant elle domine souvent assez pour qu'on puisse la considérer à part, et qu'elle soit la matière d'un genre de maladie particulier, mais dont tous les organes du corps peuvent également être le siége, parce qu'ils contiennent tous des vaisseaux lymphatiques qui sont à la fois des vaisseaux séreux.

Souvent, ou presque toujours, l'inflammation laisse après elle un empâtement ou infiltration séreuse des parties qui en ont été le siége, et dont les vaisseaux lymphatiques ne sont pas complètement revenus sur eux-mêmes, ou ont laissé épancher la sérosité dans le tissu cellulaire environnant. D'autres fois, les évacuans de toute nature qu'il a fallu opposer à l'inflammation laissent le corps dans une telle débilité, que la sérosité ne peut être repompée par les vaisseaux inhalans du tissu cellulaire, ou de différens organes, et il en résulte l'infiltration des diverses parties du corps. Enfin telle maladie particulière des solides ou des fluides, est la cause de l'infiltration générale qui constitue la maladie connue sous le nom d'*anasarque* ou *leucophlegmatie*. La peau, le tissu cellulaire général, celui des divers organes du ventre et de la poitrine, le cerveau lui-même, deviennent le siége de l'infiltration.

Cette maladie des vaisseaux séreux n'est pas toujours

universelle; elle peut avoir lieu séparément dans toutes les cavités tapissées d'une membrane séreuse, ou de laquelle suinte naturellement et continuellement une matière aqueuse, repompée de même à mesure qu'elle est répandue. C'est ainsi qu'il se forme des hydropisies du cerveau, du globe de l'œil, de la poitrine, du péricarde, du péritoine et de la tunique vaginale des testicules.

Il arrive souvent encore qu'il se forme des poches particulières, dans lesquelles la sérosité se dépose et s'amasse pour constituer ce qu'on appelle des *hydropisies enkystées.* Communément, ces tumeurs aqueuses se forment à l'occasion de l'engorgement squirrheux ou inflammatoire des organes sur lesquels la tumeur aqueuse se trouve entée, et tous les organes du corps peuvent encore être le siége de pareilles tumeurs; on en voit sur les ovaires ou la matrice, sur le foie ou les glandes mésentériques, sur les testicules; j'en ai vu sur le trajet des vaisseaux de la gorge, sur une mamelle non malade; enfin rien n'est plus fréquent que les tumeurs aqueuses enkystées, situées sur différentes régions de la masse cérébrale.

Quelles que soient les causes de ces amas particuliers, généraux ou universels de l'humeur séreuse, la maladie est partout identique; on la combat par des moyens généraux semblables, et rarement par les secours chirurgicaux.

Je ne dois pas oublier de dire que les vices des humeurs qui débilitent l'action des solides produisent souvent ces hydropisies, qui guérissent quand on connaît et qu'on parvient à détruire la cause qui leur a donné naissance;

ou bien cette guérison laisse subsister les tumeurs enkystées, que l'on guérit par des moyens chirurgicaux, quand la partie en est susceptible, et toujours avec une inflammation subséquente et devenue nécessaire.

Des maladies du Système nerveux, considéré comme l'une des parties similaires et fondamentales de nos organes.

Le nombre et les variétés des maladies dont le système nerveux est le siége auraient de quoi nous surprendre, si nous ne savions quelle est l'influence de ce système sur tous nos organes et sur l'exercice de leurs fonctions; si nous ne connaissions par avance ses communications universelles et la sympathie qui en résulte entre toutes les fonctions de l'économie animale; si nous ne nous rappellions enfin que le principe conduit par le système nerveux jouit d'une mobilité et communique aux organes une sensibilité aussi variées qu'elles sont inappréciables, et qui semblent se multiplier encore et se renforcer, pour ainsi dire, par les communications de ce système.

Il est bien difficile de suivre les nosologistes dans l'énumération de toutes les affections morbifiques du système nerveux, et de saisir toutes les nuances qu'ils leur attribuent, le plus souvent sans pouvoir en assigner les causes, et encore moins dire comment celles des causes qui sont connues produisent les effets qui en résultent, ni quel est le mécanisme ou la nature de ces effets.

En mettant de côté tout ce qu'il y a de systématique

dans les théories ou de confus dans l'énumération et le tableau des diverses maladies du système nerveux, nous nous en tiendrons à faire connaître l'analogie qui existe entre elles, quels que soient les organes affectés, et même les causes qui les produisent. A cet effet, nous nous occuperons d'abord des affections générales, et nous remettrons à parler de celles qui sont propres aux différens organes, au temps où nous parlerons des maladies organiques

De la Douleur.

La douleur, qu'il n'est pas besoin de définir, est la première maladie similaire du système nerveux. Nous savons déjà que l'inflammation en est une cause très-fréquente, quel que soit le siége de l'inflammation; mais la douleur est d'autant plus grave, que sa cause a plus d'intensité, que l'organe malade est pourvu d'un plus grand nombre de nerfs, ou que ces nerfs sont plus isolés ou entourés d'un tissu cellulaire dépourvu d'embonpoint, ou qu'enfin l'inflammation a son siége dans une partie moins capable de se prêter au développement que l'engorgement exige, ce qui fait que cet engorgement devient plus intense dans le tissu de la partie resserrée ou compacte. C'est ainsi, par exemple, qu'une inflammation aux extrémités des doigts cause une douleur plus vive que l'inflammation du poumon, quoique celle-ci affecte d'une manière beaucoup plus grave un des principaux organes de la vie. Si l'inflammation fait naître la douleur, celle-ci ajoute à l'inflammation, suivant cet axiome plus vrai que facile à expliquer, « que les humeurs abondent là où il y a un point d'irritation. »

Dire que l'inflammation produit la douleur, c'est rappeler les causes innombrables qui produisent l'une et l'autre.

Une inflammation universelle fait naître un état de douleur universelle; mais une douleur locale cause une irritation générale et un état de souffrance qui ne permet de regarder le lieu malade que comme le centre de la douleur générale. Cette douleur peut devenir cause efficiente et immédiate de la maladie inflammatoire, ou fièvre angioténique; divers organes peuvent s'engorger ou devenir malades par suite d'une douleur locale; enfin c'est une cause capable de produire, immédiatement ou médiatement, presque toutes les maladies, surtout lorsque la douleur est permanente, et lors même que, perdant son intensité, elle deviendrait pour ainsi dire douleur chronique.

J'ai vu plusieurs fois la dissection trop long-temps continuée d'une tumeur être suivie de la mort, quoique cette dissection ne fût peut-être que médiocrement douloureuse dans chaque instant de sa prolongation. Il n'est pas rare de voir périr en vingt-quatre heures, et avec une jaunisse universelle, des malades qui avaient subi une opération de taille laborieuse, ou dans laquelle le chirurgien mal habile s'était opiniâtré à tirer une pierre trop volumineuse.

On ne pratique pas une seule opération de chirurgie

qui ne cause de la douleur, indépendamment de celle que produira l'inflammation. Toutes les lésions de nos organes qui viennent du dehors font une impression de douleur plus ou moins vive, qui dure plus ou moins long-temps, et qui s'aggrave ou se renouvelle par l'inflammation presque inévitable dans ces cas, ou par celle que la douleur elle-même occasionne. L'invasion des fièvres est accompagnée de douleur, même dans les paroxysmes des fièvres intermittentes; la céphalalgie, le brisement des membres et des articulations sont autant de modes de douleur concomitans ou résultats de l'invasion des fièvres de tout genre. Dans tous ces cas et un bien plus grand nombre d'autres analogues, la douleur est une maladie similaire d'une partie constituante toujours semblable à elle-même, quel que soit le siége de la douleur.

Du Spasme, des Convulsions, du Tétanos, du Délire, de l'Épilepsie et de la Paralysie.

La douleur est le principe ou le premier degré de plusieurs autres affections nerveuses, qui, comme elle, ne seront alors que symptomatiques, mais que nous dirons par la suite pouvoir être également des affections organiques. Nous les considérons en ce moment sous le premier point de vue.

Le spasme est un état de tension du système musculaire, qui nous invite pour ainsi dire à le contracter; et cette contraction nous semble volontaire : de là vient qu'il est si facile de contrefaire l'affection spasmodique;

l'imagination prévenue ou exaltée donne naissance aux affections spasmodiques, et, dans ces cas, on peut les regarder comme maladies organiques; mais la douleur donne naissance au spasme, qui peut s'emparer des muscles des extrémités, de ceux de la tête et du cou, même des organes charnus de la respiration et de la déglutition. Quelquefois le spasme s'étend à la vessie urinaire, affecte l'estomac, et, dans tous ces cas, n'est autre chose que l'affection semblable d'un système de parties similaires dont toutes les propriétés sont réduites à l'état de douleur.

Il faut en dire autant des convulsions. Qui ne sait que, chez les enfans, les douleurs de la dentition, l'invasion de la rougeole, la toux spasmodique de la coqueluche, les vers intestinaux, la constipation, les cris long-temps continués, sont autant de causes de convulsions? Un mouvement de colère produit chez eux, comme chez les femmes délicates, l'état convulsif général, ou borné à quelques parties. Les lésions accidentelles du cerveau, son inflammation, du sang, du pus ou de l'eau appuyant sur cet organe, produisent également des convulsions: dans tous ces cas, elles sont symptômes ou maladies similaires; mais nous verrons bientôt que les convulsions sont très-souvent maladies organiques. Dans tous les cas analogues à ceux que nous avons cités, les convulsions ne sont que l'exaltation de la douleur, dont les effets sont aggravés par la délicatesse particulière à quelques individus. Il est des cas dans lesquels la perte abondante du sang fait naître des convulsions. Elles sont alors maladies organiques ; ce sont aussi celles qui accompagnent les derniers momens de la vie.

Le tétanos diffère des convulsions en ce que celles-ci sont une contraction involontaire, douloureuse et alternative des muscles des différentes parties du corps, tandis que le tétanos est la contraction douloureuse et permanente de ces muscles. Cette contraction attaque différentes parties séparément, et est quelquefois universelle. On lui a donné différens noms, suivant qu'elle affecte les muscles des mâchoires ; ceux du gosier, de la tête et du cou ; ceux de la colonne vertébrale, des parois du bas-ventre ou des membres. Les organes internes n'en sont pas exempts ; et il est probable que le tétanos ne cause si souvent la mort que parce qu'il attaque les muscles de la respiration, et porte par-là le trouble dans le cerveau même ; ou bien le cœur, dont il empêche l'action sur le sang qui y abonde.

Nous devons le considérer ici comme symptôme ou accident d'une maladie première, et alors il peut être un développement de la douleur. J'ai vu un malade, qui avait souffert plus qu'il n'est ordinaire de l'injection d'une hydrocèle faite avec le vin, être attaqué immédiatement d'un tétanos universel. Je le fis plonger dans un bain tiède, où il resta pendant six heures, et le tétanos avait cédé trois heures après l'immersion du malade dans le bain. Les plaies d'armes à feu, les grandes brûlures, l'arrachement des membres, quelquefois une simple déchirure faite par un clou, ont causé une douleur si vive, que le tétanos en est résulté. La suppression d'une suppuration par l'effet du froid a causé le tétanos. Les ouvrages des observateurs sont remplis de faits analogues, et le tétanos a cela de particulier, qu'il est presque toujours symptôme ou accident d'une maladie première, et par conséquent peut, plus que toute autre affection nerveuse, être considéré comme maladie similaire et identique.

Le délire est un trouble dans les fonctions intellectuelles, souvent accompagné de spasme ou de convulsion. Il se présente sous des aspects différens; il est quelquefois violent, et symptôme d'une maladie inflammatoire; d'autresfois il est sombre, et prend le nom de somnolence: il dépend, dans ce cas, d'une maladie humorale ou pestilentielle qui réagit sur le cerveau et sur les nerfs, et présente le symptôme le plus alarmant. On est même dans l'incertitude de savoir si la maladie n'a pas occupé le cerveau primitivement, puisqu'en effet les symptômes cérébraux se manifestent, dès les premiers temps, par le soubresaut des tendons, le hoquet, la fièvre et la petitesse du pouls; et nous pouvons également placer cette affection nerveuse dans la classe des maladies organiques, et dans celle des parties similaires, comme étant le résultat d'une cause morbifique placée hors du cerveau, mais qui a agi secondairement sur cet organe.

Nous sommes ainsi conduits par degrés à énoncer les affections nerveuses, qui sont évidemment maladies organiques, ou ayant leur source dans le cerveau et ses dépendances. Nous touchons aux confins des maladies nerveuses similaires, en nommant l'épilepsie. Souvent, en effet, cette affection nerveuse résulte des grandes douleurs, causées elles-mêmes par une inflammation; de l'action des poisons, ou de la présence des vers dans l'estomac ou les intestins ; d'autres fois l'épilepsie naît d'une lésion accidentelle du cerveau, d'une ossification de la dure-mère, d'une tumeur lymphatique ou d'une tumeur aqueuse placées dans cet organe; enfin la répercussion d'une humeur, la suppression d'une suppuration, peuvent faire naître l'épilepsie; mais, je le répète, cette maladie est le plus souvent maladie organique.

La paralysie offre une marche analogue: elle peut dépendre de la commotion du cerveau ou de la moelle épinière, d'un épanchement suite d'une fracture du crâne, comme elle est souvent la suite d'une apoplexie, maladie occulte, ou dont la cause immédiate est souvent inexplicable. Une luxation des grandes articulations, une fracture faite par une percussion violente, un coup de feu, produisent communément la paralysie des membres, dont l'affection primitive du cerveau peut aussi être la cause: dans l'un de ces cas, la paralysie est un symptôme ou une maladie similaire; dans les autres, elle est maladie organique, ou effet immédiat d'une maladie de ce genre.

Mon but est rempli dans cet article, si j'ai réussi à prouver que les parties similaires qui constituent nos organes sont le siége le plus fréquent des maladies, soit que nous les considérions dans leur nature, soit par rapport aux symptômes qui les accompagnent; symptômes sur lesquels l'art est réduit à agir sans en connaître la cause, ou que l'art doit encore combattre, lors même que la cause a été détruite; qu'enfin les moyens que l'art emploie pour détruire ces causes sont le plus souvent des maladies substituées aux autres, et qui rentrent dans la classe des maladies similaires.

Nous aurons peu de choses à dire sur les maladies organiques; soit parce que leur nature est inconnue, comme nous ignorons la structure intime ou organique des parties qui en sont le siége; soit parce que ces maladies organiques donnent naissance à des symptômes qui ont leur siége dans les parties similaires, et que nous sommes réduits à traiter ces symptômes sans connaître la cause première de la maladie, ou en la combattant par des moyens purement empiriques, ou que l'expérience à consacrés.

Des Maladies organiques.

J'entends par cette dénomination les maladies tellement propres aux organes, qu'elles diffèrent totalement entre elles.

Un organe est l'ensemble des parties propres à remplir une fonction spéciale. Ainsi le cœur est le principal organe de la circulation; les artères, les veines sanguines, les vaisseaux lymphatiques sont les organes qui propagent cette circulation; et la même fonction est facilitée, entretenue ou accélérée par beaucoup d'autres moyens, tels que l'action musculaire en général, le mouvement de la respiration, etc., etc.

Il est évident que tous les organes sont composés de parties similaires; mais ils contiennent aussi des parties qui leur sont propres, et dont les membranes vont nous fournir le premier exemple.

Maladies des Membranes muqueuses, séreuses et synoviales.

Nous avons mis les membranes au nombre des parties similaires de nos organes, parce qu'elles se rencontrent dans plusieurs d'entre eux : mais, outre que ces membranes sont formées des parties similaires communes, savoir, de vaisseaux sanguins artériels et veineux, de vaisseaux lymphatiques, de nerfs et du tissu cellulaire qui unit tous ces vaisseaux, et forme le tissu de leurs parois, elles ont ceci de particulier, que leur face interne est organisée pour séparer des humeurs relatives à leurs fonctions. Ainsi les membranes muqueuses séparent une humeur dont le nom indique le caractère ; les membranes séreuses et les membranes synoviales sont dans la même disposition relative. Sous ce point de vue, ces membranes peuvent être mises au rang des organes. Nous pouvons donc dire d'elles ce que nous dirons de tous les organes en énonçant les maladies dont ils sont susceptibles.

En effet, les membranes sont passibles de la maladie inflammatoire ; des engorgemens lymphatiques, quelles que soient leurs causes ; des symptômes et accidens nerveux, de quelque maladie qu'ils dépendent.

Ces maladies similaires prennent un caractère particulier, quand elles attaquent le tissu muqueux des membranes muqueuses ; l'inflammation y détermine une surabondance d'humeur muqueuse qui constitue le catarrhe de cette membrane ; il peut devenir chronique, notamment chez les vieillards, et il fait une des maladies propres aux organes pourvus d'une pareille membrane. La suppuration, la gangrène, peuvent également être la suite de l'inflammation des membranes muqueuses.

Les membranes séreuses, enflammées dans leur surface interne, établissent souvent des adhérences entre les organes qui devaient être séparées par l'humeur que ces membranes fournissent. D'autres fois leurs vaisseaux absorbans sont oblitérés par l'inflammation, et il en résulte des hydropisies : ou bien la membrane séreuse suppure, et il se fait collection de pus, quand il n'a pas d'ouverture pour s'échapper ; dans le cas contraire, il se fait une excrétion de matière purulente.

Enfin l'inflammation de la face interne des membranes synoviales détermine l'hydropisie des articulations, la suppuration ou carie des cartilages et des os qui y répondent ; l'abord surabondant du principe calcaire qui fait partie de l'humeur synoviale ; ce qui constitue les concrétions articulaires des goutteux, etc., etc.

Il est facile de reconnoître que ce qu'il y a d'organique dans ces diverses maladies se réduit à peu de chose et rentre par ses symptômes dans l'ordre des maladies similaire.

Maladies des Organes de la respiration.

Les os de la poitrine et leurs cartilages, les muscles intercostaux et le diaphragme, la plèvre, membrane séreuse qui enveloppe le poumon et tapisse la poitrine; enfin le poumon, le canal par lequel l'air pénètre dans son intérieur, et la membrane muqueuse qui tapisse ce canal et ses divisions, ainsi que les glandes muqueuses qui les accompagnent, forment l'organe très-complexe de la respiration.

On conviendra facilement que toutes ces parties sont susceptibles des maladies similaires et de leurs diverses terminaisons.

Ainsi le périoste, les os et leurs cartilages sont souvent le siége de la maladie inflammatoire, soit qu'une cause générale l'ait produite, soit qu'elle ait été déterminée par un vice des humeurs, soit qu'une lésion extérieure, telle qu'une contusion, une fracture ou une plaie y aient donné lieu. Cette inflammation est susceptible de résolution, de suppuration ou carie de l'os, ou de sa nécrose. J'ai vu plusieurs fois des hydropisies enkystées se former sur une côte à l'occasion de sa contusion; enfin il n'est pas rare de voir ces parties confondues dans une tumeur lymphatique commune aux parties molles environnantes.

Le point de côté ou l'inflammation des muscles intercostaux est une maladie vulgaire; lorsqu'elle se termine par suppuration, le pus soulève les tegumens et forme une tumeur extérieure.

La plèvre qui tapisse la poitrine partage souvent l'inflammation des muscles; les symtômes en deviennent plus graves; mais s'il se forme un abcès, le pus peut s'infiltrer dans le tissu cellulaire, ou former une tumeur circonscrite plus ou moins difficile à reconnaître.

L'inflammation peut attaquer les surfaces respectives de la plèvre pectorale et de la plèvre pulmonaire. Ces surfaces sont séreuses : ce sont elles qui répandent la matière séroso-lymphatique qui mouille les parties : or l'inflammation des membranes séreuses a communément le caractère des érysipèles, et peut être le sujet de toutes les terminaisons dont l'inflammation est susceptible : celle-ci est déjà très-grave, à cause du mouvement de la poitrine et du voisinage des poumons ; si elle se termine par suppuration, le pus se répandra dans la poitrine, sur le diaphragme, et n'en pourra être tirée que par une opération qui deviendra grave par le trouble qu'elle pourra apporter à la respiration et à la circulation du sang.

Souvent, sans suppurer, la plèvre s'épaissit, s'endurcit, et devient quelquefois osseuse.

Il arrive aussi très-communément que les vaisseaux qui répandent la sérosité de la plèvre ne sont plus secondés par ceux qui doivent la repomper, et il en naît l'hydropisie de poitrine.

Quelquefois enfin le tissu de la plèvre s'épaissit par un engorgement lymphatique ; cet engorgement s'étend au loin ; il peut en transsuder une matière lymphatique coulante, qui se dépose et s'amasse dans la cavité de la plèvre. Le tout constitue le cancer de la plèvre, ou dépend d'un vice scrophuleux qui s'est déposé pour ainsi dire sur cette partie. Quoique la plèvre dont nous parlons ici soit une membrane séreuse, il est évident qu'elle ne diffère pas des autres parties pour les maladies similaires. Elle n'a de particulier que l'épanchement de pus, d'eau ou d'humeur lymphatique coulante , dont elle peut être le siége.

Le poumon est tout entier composé des ramifications de l'artère et des veines pulmonaires, des ramifications des artères et veines bronchiques, de la distribution du plexus nerveux pulmonaire et de vaisseaux lymphatiques ; ce sont là ses parties similaires ; mais il contient de plus les ramifications des vaisseaux aériens, tapissés intérieurement d'une membrane muqueuse et entourés de glandes muqueuses.

Si nous avons égard aux seules parties similaires du poumon, il est sujet à l'inflammation et à ses diverses terminaisons comme tout autre organe ; mais, en lui, l'inflammation est d'autant plus grave, qu'elle gêne l'entrée de l'air dans les poumons, en comprimant les canaux aériens. D'autre part, le sang apporté au poumon par toutes les veines du corps, et qui doit traverser les ramifications de l'artère pulmonaire, trouvant un obstacle dans sa route, il s'ensuit sa rétention dans tout le système veineux; et cette rétention affecte particulièrement toutes les parties de la tête externes ou internes ; d'où vient la douleur de tête, la rougeur des yeux et du visage, la dilatation des veines jugulaires, etc.; tout cela ne peut se faire sans l'irritation du système nerveux du poumon, et une toux plus ou moins violente résulte de cette irritation. Cette toux, jointe à la faiblesse générale du tissu pulmonaire, en détermine la rupture, d'où résulte le crachement de sang. La fièvre est allumée et proportionnée à la gravité de l'engorgement, et la respiration est rendue difficile, autant par l'engorgement même que par l'irritation nerveuse générale.

Ces symptômes sont très-graves et conduisent souvent à la mort, sans que l'organe ait eu le temps d'être frappé de gangrène dans sa propre substance; souvent aussi cette inflammation se termine par suppuration. Le pus occupe le tissu cellulaire du poumon et est expectoré, ou bien il s'amasse en un foyer qui peut s'ouvrir dans les vaisseaux aériens et former ce qu'on nomme une *vomique ;* d'autres fois il s'ouvre en dehors du poumon, laisse un ulcère ou foyer, communiquant en partie dans la poitrine, et dont le pus est rendu en partie par l'expectoration.

Dans d'autres cas, l'inflammation se termine par l'induration de la portion du poumon qui a été le principal siége de la maladie; enfin il n'est pas rare qu'il reste, dans la substance pulmonaire, une ou plusieurs tumeurs lymphatiques, dont les progrès et la dégénération constituent la phthisie scrophuleuse ou cancéreuse.

Il est évident que, dans l'exposé de cette grave maladie, il n'est question que de l'inflammation, maladie similaire des parties constituantes similaires de l'organe pulmonaire, et que ce que les symptômes offrent de plus remarquable tient aux fonctions importantes exercées par le poumon.

Mais cet organe a des vaisseaux particuliers qui peuvent être le siége de maladies organiques assez multipliées.

Une membrane muqueuse tapisse ces canaux, et l'air qui y pénètre sans cesse peut y causer une inflammation en vertu de sa chaleur ou de sa froideur, de sa sécheresse ou de son humidité, ou parce qu'il sera chargé de matières étrangères propres à irriter la membrane muqueuse, laquelle est douée d'une sensibilité exquise; l'inflammation légère produit la toux; il est du propre des membranes muqueuses irritées de fournir une plus grande quantité de mucosités, qui, dans les commencemens de la maladie, coule claire et limpide, puis s'épaissit davantage, et continue à se présenter abondamment à l'expectoration, à raison de ce que l'inflammation de la membrane a déterminé le relâchement et l'infiltration de la membrane muqueuse et de ses glandes. Si cet état dure long-temps, il prend le nom de *catarrhe*, et peut même devenir chronique, surtout chez les vieillards. Le plus souvent la résolution de l'inflammation s'achève sans laisser de vestige. Si l'inflammation de la membrane muqueuse est plus considérable, il y aura fièvre, toux avec irritation nerveuse, et fréquente. La chaleur tendra à épaissir et coaguler l'humeur muqueuse, et il en résultera une couche glutineuse qui s'appliquera sur les parois du larynx et de la trachée-artère, à raison du passage continuel de l'air dans ces canaux. La couche glutineuse pourra augmenter d'épaisseur au point de gêner le passage de l'air, et c'est ce qui constitue le croup, auquel les enfans sont sujets, surtout dans les climats froids et humides, par exemple, en Hollande ou en Angleterre.

Il est possible enfin que l'inflammation détermine la suppuration ou des points gangréneux dans différentes parties de la membrane muqueuse, et il en résulte une espèce de phthisie trachéale, ou laryngée.

Il est évident que dans ce tableau il est question d'une maladie similaire ; mais qui prend un caractère de maladie organique, par la nature particulière de la membrane muqueuse.

Le canal de la respiration, toujours ouvert au passage de l'air, peut recevoir des corps étrangers qui, une fois introduits, ne peuvent pas être chassés par l'ouverture de la glotte : la membrane muqueuse est violemment irritée ; la toux, qui est le moyen de la nature pour l'expulsion du corps étranger, est infructueuse, et devient douloureuse ; la suffocation est menaçante, le visage se tuméfie, les yeux se colorent, les veines jugulaires se gonflent ; le malade peut tomber apoplectique ; il peut avoir des convulsions, des attaques d'épilepsie, et mourir suffoqué.

Si la présence du corps étranger ne produit pas d'accidens aussi urgens, il détermine cependant la gêne de la respiration, l'engorgement inflammatoire du poumon, et par suite, tous les événemens de cette inflammation.

Si la cause de la maladie est découverte, on pratique une incision au canal de la respiration, par laquelle le corps est bientôt chassé, ou extrait. Les accidens cesseront, si l'opération a été faite à temps ; mais si on a trop tardé, les accidens continueront, comme nous les avons dépeints.

Des corps étrangers autres que les corps solides pénètrent journellement dans le canal de la respiration et ses divisions : ils y excitent une toux qui peut devenir fâcheuse ; d'autres fois une irritation beaucoup plus grave, même la cautérisation de la membrane muqueuse, suivant la nature du fluide ou du gaz qui s'est mêlé à l'air de la respiration. Telle substance de ce genre cause la suffocation, ou du moins l'asphyxie, ou mort apparente. L'immession de la tête dans l'eau ou tout autre fluide en détermine l'entrée dans le poumon, par la nécessité où nous sommes d'exécuter le mouvement de la respiration, même lorsque nous sommes plongés dans un atmosphère qui n'est pas propre à cette fonction. Tous ces événemens doivent être regardés comme des causes de maladie; car il est facile de prouver qu'ils donnent naissance à des symptômes identiques qui rentrent dans la classe des maladies des parties similaires; et qu'après avoir détruit ou enlevé autant que possible la matière ou le corps étranger, il reste encore à combattre les symptômes plus ou moins graves qui affectent les parties constituantes primitives de l'organe malade. La maladie organique se borne donc à la cause immédiate des symptômes communs.

Il est facile d'établir sur cette base l'histoire de toutes les maladies organiques. Nous remettons à une autre occasion le tableau complet de toutes ces maladies; et nous verrons que l'introduction des miasmes ou des différens corps étrangers dans nos organes, ainsi que la présence de ceux qui sont formés aux dépens de ces organes, ou qui résultent de la dégénération ou de la déviation de nos humeurs, sont autant de causes de maladies organiques. On peut ranger dans la même classe toutes les lésions extérieures qui peuvent arriver à nos organes, et sur lesquelles nous avons déjà fait pressentir qu'il en résulte des symptômes qui les font rentrer dans l'ordre des maladies similaires.

Nous terminerons ce travail précipité par un aperçu des maladies organiques, tant du cerveau que du système nerveux, en prévenant seulement que les parties similaires étant elles-mêmes des organes seulement plus simples que ceux qu'ils composent, elles ont aussi leurs maladies organiques.

Des Maladies organiques du Cerveau et de ses dépendances.

Le cerveau, le cervelet, la moelle épinière, et tout le système nerveux, nous donneront des exemples les plus fréquens de maladies organiques et de l'ignorance où nous sommes de leurs causes et de leur nature, parce que ce sont, de tous les organes, ceux que nous connaissons le moins, et dont nous sommes le plus loin d'approfondir la structure.

Nous nous bornerons à la nomenclature de ces maladies, sans nous permettre même d'en faire le tableau, parce qu'il n'est pas question ici d'un traité des maladies; mais seulement de faire connaître leurs rapports entre elles et avec la structure et les fonctions de nos organes. On doit consulter sur ces maladies la *Nosographie philosophique*, où cette matière est véritablement traitée en médecin philosophe, et avec une grande érudition.

L'hypochondrie, dont le caractère essentiel est la croyance de maladies imaginaires, quelquefois cependant est symptôme de maladie profondément cachée, et notamment des obstructions dans le bas-ventre.

La mélancolie, ou l'ennui de soi-même, sans motifs réels, et dont l'excès porte au suicide ; la nostalgie, ou maladie du pays, à laquelle sont sujets les jeunes gens de la campagne arrachés de leurs foyers pour aller à la guerre.

La manie, ou affection morale exaltée, telle que l'ambition, la dévotion : quelquefois elle est avec délire, agitation extrême du système nerveux.

La démence, ou incohérence des idées : elle est commune aux vieillards ; elle suit l'intempérance, ou l'abus des voluptés ; souvent l'apoplexie et les coups à la tête l'occasionnent, et elle devient symptôme, ou maladie similaire.

L'idiotisme, imbécillité qui résulte souvent d'une forme particulière de la tête, resserrée par une ossification trop prompte, plus souvent encore des convulsions de l'enfant ; le somnambulisme, dans lequel les idées semblent plus développées que pendant le reveil, le courage plus entreprenant, les mouvemens plus assurés, et même où l'on voit dominer des facultés qu'on soupçonnait à peine dans l'état de santé, mais dont le germe existe pourtant chez les individus, dans tous les instans de la vie (1).

---

(1) C'est sans doute cet état réel d'exagération des facultés préexistantes qui a fait supposer les effets du somnambulisme magnétique ; mais dans celui-ci, les sujets deviennent savans, d'ignorans qu'ils étaient : ils devinent même

L'hydrophobie contagieuse (la rage) est mise au rang des maladies organiques du cerveau et, suivant quelques-uns, de la moelle épinière, parce qu'en effet elle affecte tout le système nerveux et trouble les fonctions intellectuelles; mais en même temps elle a pour symptômes toutes les affections des parties similaires; et si le mode d'action de sa cause n'est pas connue, on sait au moins qu'elle dépend le plus souvent d'un virus communiqué par inoculation; qu'il faut un certain temps pour que le virus se développe dans le sujet qui l'a reçu; et qu'il est possible de le neutraliser ou de l'anéantir dans la partie blessée, si l'on s'y prend à temps pour empêcher son absorption. Il est évident que je fais abstraction de l'hydrophobie spontanée, à laquelle l'homme n'est pas sujet.

L'hydrophobie étant l'aversion pour les liquides, ou l'impossibilité d'exécuter la déglutition sans éprouver un mouvement de convulsion qui resserre la gorge, et même une suffocation menaçante, cette hydrophobie, dis-je, est bien encore une maladie organique du système nerveux, mais qui est symptôme d'autres maladies étrangères au virus de la rage,

L'hystérie est une affection nerveuse plutôt que céré-

---

ce qui n'est que de convention, et dont ils n'avaient jamais entendu parler; par exemple, la nomenclature des maladies, des plantes, et autres remèdes, ainsi que leurs vertus. Enfin ils feraient désirer quelquefois que les personnes qui professent notre art fussent somnambules :

Risum teneatis, amici?

brale, dont on croit que la matrice est le centre : mais cette affection prend des caractères et des nuances extrêmement variés. On lui donne les noms de *vapeurs*, de *goût bizarre* ou *déréglé*, *faim canine*, *soif excessive*, *antipathie*, *terreur panique* ou *frayeur nocturne*, *satyriasisme*, *nymphomanie*, *tarentisme*. Ces différentes affections nerveuses sont souvent la suite les unes des autres : elles déterminent souvent les spasmes, les convulsions, un état de contraction universelle, ou un relâchement absolu de tous les muscles et l'apparence de la mort, qui n'est suspendue que par une légère respiration et un battement du cœur à peine sensible, qui même semble ne pas se communiquer aux artères. Cet état peut durer plusieurs heures, plusieurs jours, et est quelquefois suivi de la mort. Il arrive aussi très-souvent que les fonctions cérébrales en sont endommagées ; l'hypochondrie, la mélancolie, la manie, la démence, l'idiotisme, en sont souvent les caractères ou les effets immédiats. Toutes ces maladies ont leur siége au cerveau, ou réagissent sur lui ; ce qui fait que nous ne les connaissons que par l'observation, et que nous ne les traitons qu'empiriquement, souvent sans succès ; quelquefois même nous voyons les symptômes s'aggraver par l'effet des moyens que nous employons pour les combattre.

Nous terminerons l'énumération de ces maladies organiques cérébrales en nommant la *catalepsie*, l'*apoplexie*, le *narcotisme*, l'*ivresse*, l'*asphyxie*, et les causes variées qui l'occasionnent, etc., etc.

Ces affections cérébrales, si nombreuses et si funestes, sont plus affligeantes pour l'humanité qu'elles ne sont instructives pour la médecine. En effet, dans bien des cas, les vices de nos organes ou le trouble de leurs fonctions nous aident à découvrir leur disposition naturelle ou primitive ; mais celles dont nous venons de tracer une esquisse superficielle nous laissent dans le désespoir de rien découvrir, et le plus souvent dans l'impossibilité de proposer des secours efficaces.

Toutes les lésions du cerveau qui dépendent d'une cause extérieure, telles que la commotion, la contusion, les blessures ou plaies faites par différens instrumens qui pénètrent le tissu de l'organe, la compression occasionnée par les épanchemens de sang, par l'amas du pus, par les tumeurs qui peuvent naître dans le tissu des membranes, ou même dans la substance des os; toutes ces lésions, dis-je, pourraient être regardées comme autant de maladies organiques ; mais elles présentent si constamment pour symptômes des affections des parties similaires, qu'on est forcé de convenir qu'il n'y a que la cause ou l'occasion de la maladie qui soit organique. S'il nous était permis d'entrer dans de plus grands détails, nous ferions voir jusqu'à l'évidence que, dans la plus grande partie de ces cas, on peut enlever la cause pour ainsi dire en un moment; mais il reste des symptômes d'une nature similaire, et qui n'ont de particulier que leur gravité, relative à l'importance de l'organe qui en est le siége, et à l'ignorance où nous sommes de sa structure intime.

Des Affections organiques du Système nerveux.

Ce genre d'affections organiques peut attaquer les différens organes, mais n'agit pas immédiatement sur le cerveau, et trouble rarement les fonctions intellectuelles. Nous les diviserons en celles qui attaquent indistinctement tous les organes, et celles qui sont particulières à chacun d'eux.

Nous avons dit plus haut que la douleur était un symptôme de grand nombre de maladies, et nous l'avons considéré comme maladie similaire et affection d'organes similaires : mais nous sommes souvent obligés de la regarder comme maladie organique, faute de connaître la nature de la cause qui l'a produite, ou parce qu'elle se concentre en un seul et même effet, quoique changeant de siége. Nous allons parcourir ces différens genres de douleurs.

La goutte et toutes ses variétés en offrent un exemple : elle peut attaquer indistinctement les organes de tout genre; on sait que la douleur et l'inflammation en sont les effets immédiats; que rarement cette inflammation donne de la suppuration, et qu'elle ne se termine jamais par la gangrène.

Elle produit dans les articulations une fausse suppuration, avec sécrétion d'une substance terreuse analogue à celle qui donne la consistance à nos organes, comme si une des propriétés de la goutte était de produire ce genre de sécrétion. On lui attribue la formation de certains calculs urinaires, les concrétions terreuses que l'on trouve dans les glandes lymphatiques, et notamment celle que l'on rend par l'expectoration, et que l'on attribue aux glandes bronchiques.

Tous ces effets sont connus ; mais la cause en est ignorée, et l'on se contente de combattre les symptômes, ou de détourner la maladie des parties qu'elle affecte dangereusement, en procurant une vive et longue irritation sur une autre partie.

On a donné le même nom à des douleurs analogues, mais qu'on attribue à des causes connues, sans qu'on sache le rapport de ces causes avec leur effet, non plus que la nature de ces causes. C'est ainsi que l'on admet une goutte scorbutique, une scrophuleuse, vénérienne, une goutte qui suit les fièvres quartes, etc., etc. Il est évident que, dans tous ces cas, la goutte n'est pas incurable, et qu'elle cède au traitement de ces différentes causes consacré par l'expérience. C'est aussi dans cette classe qu'il faut placer les douleurs ostéocopes, qui dépendent toujours, soit du vice cancéreux, soit du vice siphilitique invétéré, et souvent dégénéré ; quelquefois aussi d'engorgemens accidentels du tissu des os, produisant des abcès et caries internes, et désigné sous les noms insignifians de *spina ventosa* et *pœdartrocace*. Quand ces dernières affections dépendent d'une cause connue, il est évident qu'elles rentrent dans la classe des maladies similaires.

Le rhumatisme est voisin de la goutte ; comme elle, il attaque les diverses parties du corps, mais spécialement les muscles et les aponévroses. Il est souvent aigu et excite les douleurs les plus vives avec spasme et convulsions; d'autres fois il est vague simple et chronique. La contraction forte et subite d'un muscle en détermine l'apparition subite et douloureuse, mais qui ne tarde pas à se calmer. Le rhumatisme est très-incommode quand il occupe la région des lombes: on le confond souvent avec le mal vertébral ou la carie lombaire qui peut dépendre de l'affection rhumatismale, mais qui est le plus souvent l'effet du vice siphilitique. On a lieu de craindre qu'il n'arrive en effet carie vertébrale, quand la douleur lombaire a pris la place de toute autre douleur vague, crue rhumatismale, et qui ne se fait plus sentir. Le développement d'une tumeur lymphatique et cancéreuse d'une partie fait également disparaître les douleurs rhumatismales; il semble que la cause interne ait trouvé un cautère ou égout dans la tumeur énoncée.

On appelle *tic douloureux* une douleur qui se fait sentir en un seul point, qui est plus ou moins grave, et quelquefois jusqu'à faire naître du spasme et des convulsions au moins locales : ce sont ces convulsions qui ont fait donner le nom à la maladie, parce qu'elles semblent être une grimace habituelle. Communément le tic douloureux a son siége à quelques parties de la face; cependant je l'ai vu occuper la région de l'épaule et déterminer la contraction permanente des muscles trapèze et deltoïde : le repos au lit suffisait pour faire cesser le paroxysme, qui renaissait peu d'instans après

8

le lever de la malade. Cette affection organique du système nerveux n'a point de cause connue, et ne donne lieu à aucune lésion des parties similaires.

La migraine, douleur qui affecte l'un ou l'autre côté de la tête, et qui occupe la région temporale et le front, est encore une névralgie de cause inconnue, mais qui agit sympathiquement sur les organes du vomissement, sans autre suite, et se montre souvent périodiquement.

Une douleur nerveuse analogue occupe quelquefois l'œsophage, en détermine l'action spasmodique, qui rend la déglutition impossible. Souvent cette affection nerveuse est un symptôme de l'hydrophobie, ou accompagne le tétanos. Beaucoup d'autres causes peuvent y donner lieu; ce qui n'empêche pas qu'on ne doive la regarder comme maladie organique du système nerveux.

Les femmes sont sujettes à une douleur permanente accompagnée de prurit, qui attaque les grandes lèvres, et oblige à les frotter jusqu'au déchirement de l'épiderme. J'ai vu cette douleur devenir très-aiguë, ne céder à aucun calmant, et déterminer l'amaigrissement du sujet, sans qu'aucune autre affection locale accompagne ce prurit, ni qu'on pût en soupçonner la cause.

Nous nous arrêterons sur l'énumération des maladies organiques du système nerveux. Il a suffi de les nommer pour faire voir combien nous sommes ignorans sur leur compte, et que nous sommes réduits, s'il y a lieu, à traiter les symptômes de maladies similaires qui peuvent en dépendre.

De l'Identité des moyens de guérison, soit que la nature opère cette guérison, soit que l'art vienne à son secours.

C'est une opinion erronée, au moins fort exagérée, que la nature soit le meilleur médecin, dans ce sens, qu'elle opérerait seule avec plus de succès que lorsque l'art vient à son secours. Il est de fait que la nature qui guérit, fait aussi les maladies; que la plupart d'entre elles traîneraient en longueur, épuiseraient les forces du malade, deviendraient incurables, et le plus souvent mortelles, si l'art ne venait au secours de la nature.

Il est également vrai que l'art ne peut rien sans le premier moteur de nos fonctions; c'est-à-dire, en d'autres termes, que l'art ne peut rien sur un corps privé de la vie, et que toute son efficacité est relative au degré de vitalité et de force dont jouissent, ou sont susceptibles les organes de tout genre qui constituent l'économie animale.

C'est donc le jeu de ces organes, leur importance relative dans le système général, le degré de force et de vigueur qui leur est nécessaire, ou dont ils jouissent habituellement, qui doivent être le premier objet de l'étude du médecin.

L'anatomie, la physiologie ou anatomie vivante; les changemens visibles ou appréciés que les maladies apportent dans la structure, les rapports et les fonctions des organes, sont donc la base de l'art de guérir; mais comme toutes nos fonctions sont en rapport mutuel, tous nos organes liés entre eux d'une manière indissoluble, il s'ensuit que la science anatomique est également indivisible, ou qu'elle ne saurait se partager lors même que l'art en serait susceptible (1).

La nature a établi des variétés incalculables dans l'énergie dont nos diverses fonctions jouissent chez les divers individus; nos habitudes, nos passions, l'impression de tout ce qui nous environne, notre réaction sur tous ces objets, ajoutent à ces variétés, ou y donnent naissance; c'est ce qui constitue les tempéramens. L'étude de ces modifications en général, et son application aux différens sujets et à chacune des maladies que nous devons connaître et guérir, constituent donc, pour ainsi dire, une anatomie physiologique individuelle ou spéciale, que tout médecin doit s'habituer à reconnaître avec autant de promptitude que de sagacité, dans toutes les occasions où il veut faire l'application de son art.

C'est sur ce fondement commun que doit s'élever tout l'édifice de l'art, et que reposent les ressources de la nature pour la guérison des maladies et l'efficacité des moyens que l'art emploie pour aider à la nature. Or, ces moyens sont de trois espèces générales, savoir : *la diète, les médicamens, et l'opération de la main* ou *la chirurgie.*

(1) Nous dirons ailleurs que l'art est indivisible, par cela même que tous nos organes sont liés par ces rapports indissolubles ; et ce ne sera pas une pétition de principe, mais bien la démonstration de deux vérités l'une par l'autre.

De la Diète.

Ce mot n'exprime pas seulement l'emploi mesuré et salutaire des alimens. La diète comprend la direction des six choses que nos pères appelaient *choses non-naturelles.* Cette mauvaise expression désignait cependant les objets les plus importans de la science médicale ; savoir : l'air, les alimens et les boissons, le sommeil et la veille, le mouvement et le repos, les passions de l'ame, les excrétions augmentées, retenues ou supprimées.

De l'Air.

L'air, qui constitue notre atmosphère, nous pénètre de toute part ; il agit sur nous par toutes ses propriétés physiques, chimiques et accidentelles : en même temps qu'il est le principe de la vie, et entretient et facilite le jeu de nos organes, il devient la cause d'un nombre prodigieux de maladies, ajoute aux complications de la plupart, et fournit au médecin habile des moyens de guérison de la plus grande efficacité.

La physique nous met à même de connaître et d'apprécier toutes ces propriétés ; elle nous apprend que l'air est pesant, et que le corps d'un homme de stature ordinaire porte un fardeau d'à peu près 32 milliers, dont il serait accablé, si une autre propriété de ce fluide, sa compressibilité et son élasticité, n'en supportait le poids ; nos organes, toujours pressés par cette action et réaction, en reçoivent des modifications utiles, mais qui deviennent souvent funestes par les variations que l'atmosphère éprouve sans cesse, et dont nous ressentons l'influence.

L'air doit ses propriétés au principe vivifiant qui entre dans sa composition; mais l'oxygène, qui est ce principe, a besoin d'être tempéré par le principe aqueux, qui y est mêlé dans des proportions variables, et joint à un acide qui n'agit pas moins sur ces variétés. Le médecin doit connaître toutes ces modifications, et il est souvent le maître d'en changer les rapports et d'en diriger les effets.

Le principe de la chaleur existe dans l'atmosphère; et je n'ai pas besoin de dire que le médecin a le plus grand intérêt de maîtriser ce principe et de le faire tourner à l'avantage des malades.

La lumière, l'électricité, le fluide magnétique, ne sont sans doute que des modifications de l'oxygène, premier élément de l'air atmosphérique. Je m'abstiens de parler de toutes les propriétés de ces propriétés et de leur influence sur l'économie animale, et par conséquent de leur importance dans l'art de guérir : il n'est pas besoin de se livrer à cet art pour apprécier cette importance.

L'air mu en masse nous apporte l'impression des corps mis en mouvement, en venant frapper un organe que la nature a disposé pour recevoir cette impression; mais un mouvement violent et subit de l'atmosphère tue cet organe, nous expose à l'apoplexie, détermine le vomissement de sang ou toute autre hémorrhagie, tandis que la musique calme nos passions, charme nos douleurs, suspend les fureurs d'un maniaque, et est mise au rang de nos moyens de guérison.

Le vent nous glace ou nous brûle; mais il devient salutaire sous la direction d'un médecin habile. Tous les météores, enfin, ont sur notre individu, et dans les maladies de tout genre, une influence absolue, comme sur l'efficacité des autres moyens que l'art emploie pour guérir.

Parlerai-je de toutes les substances étrangères que l'air charrie, dont il devient le véhicule, ou qui prennent la place de ses principes constituans ?

L'air chargé d'acide nous tue immédiatement; chargé d'humidité, il relâche et débilite; trop animé par la chaleur, il nous consume et anéantit nos forces: il reçoit les miasmes des terrains marécageux et donne naissance au scorbut et aux fièvres intermittentes; il transmet la peste et la variole; mais, en revanche, la médecine s'empare de cette propriété dissolvante dont la nature a doué notre atmosphère, et s'en sert pour porter par toute la surface du corps, ainsi qu'à travers les poumons et dans la masse des humeurs, des principes de vie, de santé, de force et de guérison.

O combien serait habile le médecin qui aurait approfondi toutes ces propriétés de l'air atmosphérique, qui connaîtrait leur influence sur la santé et la vie, leurs avantages pour préserver des maladies ou pour les combattre, et qui saurait en tirer tout le parti qu'une longue expérience lui aurait fait connaître! Voudrait-on cependant borner ce médecin à ne faire usage que de cette partie de la science sur laquelle il semblerait n'avoir plus rien à désirer? Mais il vous répondrait que tout cela n'a de valeur que dans ses rapports avec les autres parties de la science; que s'il peut être utile à toutes les autres branches de l'art, chacune d'elle réclame également l'application de ce qui lui est propre; qu'enfin l'art est indivisible dans ses principes comme dans leur application, comme le corps humain lui-même forme un tout dont toutes les parties se correspondent et sont dans une mutuelle dépendance.

Parmi les six choses non-naturelles que nous avons annoncées, nous n'avons encore parlé que de l'air. Cependant chacun est déjà convaincu de l'identité de ce moyen de guérison, ou de son influence nécessaire dans le traitement des maladies de tout genre, et sur l'efficacité de toutes les autres ressources de l'art de guérir. Il est facile de prouver la même chose pour les autres objets de la diététique.

Les alimens et les boissons...... le mouvement et le repos..... le sommeil et la veille..... de quel commentaire ces trois objets ne sont-ils pas susceptibles! Quel est l'homme du moindre jugement qui ne prononcerait pas sur l'importance de ces secours ou les inconvéniens des vices qui résulteraient de leur fausse application dans les maladies de tout genre; dans les maladies qui exigent les grandes opérations de la chirurgie, comme dans celles qu'on attaque uniquement par la diète ou les médicamens; enfin dans les maladies qui résultent de nos moyens de guérison, puisqu'ils sont eux-mêmes des maladies plus ou moins difficiles à guérir !

Les passions ou affections de l'ame !..... Que dirai-je que tout le monde ne sache de leur influence sur la vie, sur la santé, sur le bonheur, qui soulage les maladies; sur les chagrins, qui leur donnent naissance ou qui les aggravent? Mais ces passions deviennent des instrumens entre les mains du médecin; il s'applique à les calmer ou à les faire naître, à les diriger sur d'autres objets, et souvent à les tromper. Douce espérance, rêve de la raison endormie, tu trompes le malade sur l'urgence d'une maladie aiguë; tu le trompes encore sur les suites funestes autant qu'inévitables d'une maladie chronique; tu le fais se déterminer à une opération douloureuse autant qu'incertaine, mais qui peut lui conserver la vie ou l'arracher à des douleurs qui la lui rendent insupportable. Le médecin habile, probe et compatissant, gagne la confiance du malade, et le succès en devient plus probable.

Enfin, les excrétions augmentées, retenues ou supprimées..... Parmi ces excrétions, les principales sont, la transpiration cutanée et pulmonaire, les urines, les matières stercorales, la salive, les transsudations qui se font dans nos capacités ou dans nos viscères creux; enfin les différentes pertes accidentelles auxquelles nous sommes sujets, et qui nous sont devenues nécessaires par l'habitude, ou dangereuses à supprimer par leur abondance momentanée.

C'est dans l'étude de notre art que l'on apprend à connaître l'influence de toutes ces causes de maladies contraires, suivant que ces excrétions pèchent par leur surabondance ou par leur moindre quantité, ainsi que par la nature ou la dépravation des matières qu'elles fournissent; elles peuvent, à la vérité, être causes de maladie; mais le médecin habile les fait servir victorieusement dans le traitement d'un si grand nombre de maladies de tout genre, qu'on peut les regarder comme une des plus grandes ressources de notre art, et dont l'application est presque universelle.

Des Médicamens.

Si nous n'avions à convaincre que des gens instruits ou cherchant la vérité avec franchise et bonne foi, nous en aurions assez dit pour prouver l'identité des moyens de guérir et leur application aux maladies de tous genres; mais nous donnerons encore un aperçu sur l'usage des médicamens.

D'abord il est évident que les objets dont nous avons parlé jusqu'ici, et qui constituent la diététique, sont des médicamens: on peut même ajouter qu'ils ne le cèdent en rien aux substances qui ont reçu particulièrement cette dénomination, et que leur influence et leur valeur sont réciproques. Cependant le médecin arrive armé de toutes pièces; il a des médicamens adaptés à toutes les maladies similaires, médicamens qui ne diffèrent que par leur forme extérieure ou leurs modes d'application; il oppose des remèdes puissans et victorieux aux vices des humeurs, aux vices organiques qui produisent des accidens plus ou moins graves, aux lésions qui viennent du dehors et qui donnent naissance à toutes les maladies similaires dont nous avons parlé. Enfin, sans ces médicamens, comme sans la diététique, la chirurgie elle-même serait plus pernicieuse qu'utile. L'art a des remèdes pour la tête et pour la poitrine, pour les maladies des os, celles des muscles, des aponévroses et du système nerveux; pour exciter l'appétit ou tempérer la faim canine; pour concourir à conserver ou rappeler les forces, au défaut ou en supplément de l'alimentation. Des médicamens sont propres à provoquer les règles, tandis que d'autres concourent à arrêter ou modérer les hémorrhagies. Il en est qui calment les passions, et d'autres sont propres à rappeler les divers appétits qui seraient dégénérés par la maladie. Enfin nos remèdes eux-mêmes étant des maladies, nous en avons qui sont destinés à modérer leur action, à contre-balancer leur malveillance, ou à diriger leur force et leur énergie, etc., etc.

Mais combien serait funeste le médecin qui, profondément instruit sur la nature et les propriétés des médicamens, serait condamné, par une division absurde de l'art de guérir, à ne faire jamais usage que de médicamens! Il réclamerait sans doute les secours qu'il a le droit d'attendre de la diététique et de la chirurgie, sans lesquelles il ne pourrait jamais faire que des applications incomplètes ou meurtrières d'un genre de secours qui peut aider partout, mais ne peut jamais être isolé.

De la Chirurgie.

La chirurgie, en tant qu'elle consisterait dans l'application à la surface du corps de tous les moyens qui peuvent concourir à la guérison des maladies, serait encore d'une utilité universelle; mais, dans la plupart des cas, ses moyens sont secondaires, purement mécaniques, et n'ont de valeur que par les effets généraux qui résultent de leur application : alors elle ne mérite pas le nom de *chirurgie*; elle n'est que l'application à l'extérieur de médicamens qui, concourant avec ceux qui sont administrés à l'intérieur, n'ont eux-mêmes d'efficacité qu'autant qu'ils pénètrent par les voies qui leur sont ouvertes ou auxquelles on les présente : tels sont les cataplasmes, les lotions, les embrocations, les sinapismes, les vésicatoires, les ventouses, les sangsues, la saignée, les bains, les fumigations, les frictions, les emplâtres, les onguens, les linimens, etc. etc.

Toutes ces applications constituent ce qu'on pourrait appeler la *chirurgie ministérielle*, laquelle pourrait être confiée à des serviteurs intelligens. Cependant un très-grand nombre demandent du savoir, de la sagacité, et surtout la prévoyance des divers accidens que ces applications peuvent entraîner. Jamais elles ne seront bien faites ou bien dirigées que par les médecins qui connaîtront les rapports de ces divers moyens, soit avec les maladies, soit avec les secours diététiques et pharmaceutiques. Tranchons le mot : les médecins instruits et probes ne dédaigneront pas d'employer par eux-mêmes ces diverses ressources d'un art dans lequel rien n'est à négliger, ni rien à mépriser, puisque tout tend à la perfection de cet art et au bien de l'humanité.

Parmi les secours chirurgicaux que nous avons énoncés, il en est qui commencent à avoir l'importance des véritables opérations, sans influer aussi gravement ni aussi immédiatement sur la guérison des maladies; mais le mot de *chirurgie* n'a toute sa valeur que quand l'emploi de ses moyens concourt immédiatement, avec énergie et comme objet principal au traitement des maladies. C'est alors qu'on l'a nommée la *médecine efficace*; mais combien elle paye cher cette prérogative, qui même n'a de réalité qu'en ce que, quand la chirurgie est nécessaire, aucun autre secours ne peut y suppléer! Ses opérations les plus efficaces ne doivent encore leurs succès qu'à la réunion des moyens diététiques et pharmaceutiques, et à cette science profonde d'anatomie physiologique que nous avons dit être la base de toute la science médicale.

Nous avons déjà dit que l'opération chirurgicale n'était le plus souvent qu'un remède à la cause d'une maladie, dont il fallait ensuite combattre les effets, en même temps que remédier aux accidens qui résultent de l'opération; et qu'enfin il arrivait souvent que toutes les ressources de la diététique et des médicamens étaient à peine suffisantes pour assurer le succès de l'opération, ou pour empêcher la récidive de la maladie qu'on croyait avoir guéri par l'opération. Quelques exemples mettront cette vérité dans tout son jour.

Un homme a tous les symptômes de la présence d'une

pierre dans la vessie : on combat ces symptômes et notamment la douleur par la diététique et l'usage des boissons simples ou médicamenteuses. On essaie l'emploi de remèdes proposés pour dissoudre les concrétions urinaires, et auxquels on a cru reconnaître quelques vertus. Cependant la maladie fait des progrès ; les rétentions d'urine multipliées altèrent la substance des reins, et répandent dans la vessie des matières glaireuses et purulentes, ou expose le malade au développement de tumeurs fongueuses et squirrheuses, qui peuvent à l'avenir rendre l'opération dangereuse ou inutile.

On se décide enfin à l'opération, à laquelle on prépare le malade par tous les moyens moraux et physiques que prescrivent l'art et l'humanité. On saisit un temps, un jour, une heure favorable à l'opération ; on évite surtout le jour où l'air serait le siége d'un grand météore, ou d'un excès de froid, de chaud ou d'humidité.

L'opération se fait.... Elle est faite ; car elle exige un temps fort court, et les apprêts en sont plus pénibles que l'opération même.

Mais à peine débarrassé de ce moment douloureux, le malade est exposé aux plus graves accidens, beaucoup trop fréquens à la suite de l'opération de la pierre. La douleur, le spasme, produisent la fièvre, l'inflammation et ses divers événemens ; car la gangrène même résulte souvent de ce genre d'inflammation : les inquiétudes, qui tourmentent le malade plus qu'avant l'opération, viennent s'y joindre, et déterminent une fièvre humorale. Echappe-t-il à tous ces accidens, une longue suppuration, la sortie continuelle de l'urine par la plaie, le mauvais état de la vessie ou des reins, suite de l'ancienneté et du volume de la pierre, sont autant d'obstacles à la guérison, et privent souvent le malade du fruit de son courage et de son dévouement. Cependant tous ces symptômes ne peuvent être combattus que par des moyens diététiques ou pharmaceutiques, ou l'emploi de quelques-uns de ces secours chirurgicaux que nous avons dit n'être que secondaires.

Choisirai-je un autre exemple dans une opération moins grave, moins urgente, sujette à moins d'accidens, ou qui ne compromette pas la vie du malade? soit l'opération de la cataracte.

La cataracte est une maladie organique dont les causes sont extrêmement multipliées : elle occupe principalement le cristallin et la membrane qui l'enveloppe; mais, chez les vieillards, toutes les parties constituantes du globe de l'œil participent à la densité et à l'opacité dont le cristallin est le siége principal; puisque toutes nos parties tendent à cette opacité, dont le dernier terme est la mort. On voit souvent des enfans naître avec des cataractes, et un vice des humeurs puisé dans le sein de la mère est la seule cause à laquelle on puisse les attribuer.

Dans un âge plus avancé, les vices psorique, dartreux, siphillitique, la goutte, les travaux assidus, l'exposition au grand jour, ou à des foyers ardens, sont autant de causes de la cataracte. Il faut y joindre toutes les lésions qui viennent du dehors, et qui, après avoir produit l'inflammation et toutes ses dépendances, laissènt au moins l'opacité du cristallin et de sa membrane ; et souvent celle de la cornée.

Il faut que le médecin connaisse et apprécie toutes ces causes possibles ; qu'il les compare au cas qui se présente à traiter, afin de combattre ces causes, dont l'existence permanente ne permettrait pas de compter sur le succès de l'opération.

Mais ce n'est pas assez : la cataracte peut être compliquée de la paralysie des nerfs de l'iris, ou de celle du nerf optique ; d'une douleur de tête vague, ou fixe et habituelle : on reste dans le doute s'il n'existe pas une maladie du cerveau concomitante de la cataracte, ou cause de la paralysie.

La conjonctive, membrane qui couvre l'œil et les paupières, peut être habituellement engorgée, variqueuse, siége d'une inflammation chronique, ou les glandes de *Méibomius* ulcérées, fournissant une matière viciée, et qui entretient les yeux larmoyans.

Aucune de ces complications ne cèdent aux moyens chirurgicaux isolés ; elles sont un obstacle souvent insurmontable au succès de l'opération de la cataracte. Cependant il faut les combattre, les détourner, ou se disposer à empêcher leur influence sur l'opération projetée. C'est dans l'emploi des moyens diététiques et médicamenteux qu'on puisera toutes ces ressources. Vient enfin le moment de l'opération ou du secours chirurgical.

On choisit la saison convenable, un état tranquille et de chaleur tempérée de l'atmosphère ; on se place dans un jour favorable ; l'opération se fait et ne dure pas une minute; elle n'est même pas douloureuse, et le malade est étonné de sa simplicité, comme de la promptitude de l'exécution.

La chirugie a rempli sa tâche ; mais il s'en faut bien que le malade soit guéri.

L'inflammation est menaçante, et presque jamais elle ne manque de se manifester à un degré plus ou moins considérable. Un repos parfait, l'éloignement de la moindre lumière, une diète sévère, une ou plusieurs saignées, des boissons calmantes, des vésicatoires, des sétons, sont des secours à peines suffisans pour empêcher ou calmer cette inflammation. Souvent elle détruit l'œil immédiatement; d'autres fois elle traîne en longueur et devient chronique; elle laisse après elle l'opacité de la cornée, l'hypopion ou abcès de la cornée, le staphylome ou hernie de l'iris, même une cataracte secondaire, ou de la membrane cristalline qu'on n'avait pas jugé nécessaire d'extraire dans l'opération. Enfin, tous ces accidens attirent et fixent sur l'œil le vice des humeurs qu'on avait pris soin de combattre ou de détourner.

Que d'entraves au succès d'une opération chirurgicale simple, point douloureuse, de facile exécution, et qui était propre à enlever une maladie organique incurable sans cette opération. Les secours diététiques et pharmaceutiques étaient seuls capables d'assurer le succès, et ils ont été insuffisans ; que serait-ce donc si l'opérateur n'eût été que chirurgien, puisqu'il n'a pas eu trop de toutes les ressources de la science médicale ?

C'est sur ces principes qu'il faut juger la valeur des

moyens chirurgicaux et l'importance de leur accord avec les secours diététiques et pharmaceutiques. Enfin le malade reste sujet à la récidive de la maladie pour laquelle il a été opéré ; à moins qu'on ne réussisse à l'y soustraire par tous les moyens de la médecine interne, qui ne laisse plus de place à la chirurgie.

Or, je le demande, quel titre scientifique doit-on donner à l'homme qui a amené à un succès heureux un traitement aussi long que difficile ? Refuserez-vous de l'appeler médecin parce qu'il a mis en usage toutes les ressources d'un art qu'on voudrait en vain diviser, et dont l'opération de la main n'a été un secours décisif que parce qu'elle a été précédée et suivie des autres parties constituantes de l'art de guérir (1) employées avec sagesse ?

CONCLUSION.

De tout ce que nous avons dit dans ce mémoire, on doit conclure que l'art de guérir est un, parce que le système de l'économie animale est indivisible ; parce que les maladies sont dans un même rapport que celui des organes ; parce qu'enfin les moyens de guérir sont partout de même nature, et consistent dans la diète, les médica-

(1) Honni soit l'homme qui, s'avilissant par excès d'ambition, dirait à un médecin présent à son opération : *A présent, docteur, ordonnez ; moi, je ne suis que chirurgien.* Il se tromperait de moitié ; car il ne serait pas même chirurgien ; il ferait seulement le métier de hacher le genre humain en détail, et il s'attirerait le mépris du médecin estimable qu'il aurait voulu flagorner.

mens et la chirurgie; de telle sorte que tous les objets de la diète ont besoin d'être réunis aux secours médicamenteux; et que la chirurgie elle-même ne serait que meurtrière sans l'adjonction des moyens diététiques et médicamenteux.

Ce que la véritable science démontre est appuyé par l'expérience journalière et de tous les temps; les personnes même les plus acharnées à vouloir le déchirement de l'art en exercent toutes les parties dans leur pratique vulgaire; les médecins de campagne sont dans l'impossibilité de faire autrement; enfin, dans nos grands hôpitaux, les salles de chirurgie sont livrées à des personnes qui y réunissent tous les moyens qui constituent l'art de guérir.

Il n'y a donc qu'une ignorance volontaire ou affectée qui puisse solliciter la division de l'art de guérir; cette affectation ne peut avoir sa source que dans une ambition criminelle, qui sacrifie le grand intérêt de l'humanité à l'espérance de dominer sur quelques lambeaux de l'art qu'ils auront déchiré, sans considérer que ces lambeaux seraient couverts de sang humain.

Quel homme, dira-t-on, peut jamais exercer toutes les branches de la médecine?

Ce sophisme est facile à repousser. Tout homme qui veut exercer la médecine, doit en connaître et en pratiquer toutes les ressources, sans être dans la nécessité de soigner toutes les maladies.

Fiez-vous-en à la sagacité de chacun, à l'intérêt personnel, au désir de se faire un nom dans une partie circonscrite du domaine de l'art; et vous aurez, comme ily a toujours eu, des médecins-accoucheurs, des médecins-oculistes, des médecins pour les enfans, des médecins qui traiteront spécialement la phthisie pulmonaire, les écrouelles, la goutte, les maladies vénériennes; des médecins qui se livreront à la chirurgie ministérielle, et ceux-ci seront les plus nombreux; même des médecins-phlébotomistes, ou qui tireront leur réputation et leur fortune de leur adresse pour la saignée. Chacun sera bientôt connu du public pour plus habile ou plus expérimenté dans les maladies au traitement desquelles il aura voulu se livrer spécialement ou uniquement.

Je ne dois pas oublier la plus grande ressource qui se présentera dans les grandes villes pour que l'exercice de la chirurgie ministérielle ne soit pas en défaut.

Des médecins âgés de vingt-cinq ans ne doivent pas compter sur la confiance du public; mais ils s'attacheront aux médecins occupés, et en exerçant pour eux la chirurgie de leur médecine, ils s'habitueront à voir des malades; remplaceront quelquefois leurs patrons, et auront l'espérance de s'adjoindre à leur réputation ou de leur succéder. Il n'y aurait sans doute rien de plus utile qu'un semblable patronage, et pour l'humanité et pour les médecins (1).

Mais si vous voulez que ces branches fructifient et tendent à leur perfection, gardez-vous de toucher au tronc qui leur est commun, et dont elles doivent recevoir la nourriture et la vie.

(1) Il en existe en ce moment plusieurs exemples.

www.ingramcontent.com/pod-product-compliance
Ingram Content Group UK Ltd.
Pitfield, Milton Keynes, MK11 3LW, UK
UKHW020413230726
13925UKWH00004B/1402

9 782014 054606